NOTE

SUR

L'UTILITÉ DU CURETTAGE PRÉCOCE

DANS L'INFECTION PUERPÉRALE

PAR

LE DOCTEUR MARLIER

de BRUYÈRES (Vosges)

ÉPINAL

IMPRIMERIE VOSGIENNE, RUE DE LA CALANDRE,

1894

NOTE

SUR

L'UTILITÉ DU CURETTAGE PRÉCOCE

DANS L'INFECTION PUERPÉRALE

PAR

LE DOCTEUR MARLIER

de BRUYÈRES (Vosges)

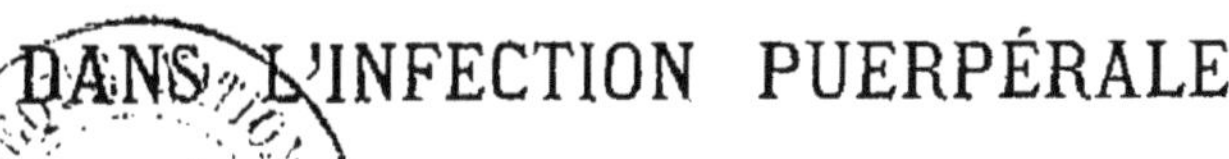

ÉPINAL

IMPRIMERIE VOSGIENNE, RUE DE LA CALANDRE;

1894

NOTE

L'UTILITÉ DU CURETTAGE PRÉCOCE
DANS L'INFECTION PUERPÉRALE

PAR

LE DOCTEUR MARLIER
de Bruyères (Vosges)

Personne, je crois, ne conteste l'absolue nécessité d'une désinfection précoce dans la septicémie puerpérale; et cependant, quelle n'est pas aujourd'hui encore la fréquence de cette affection meurtrière dans notre département?

Quelle est l'accouchée de nos campagnes exempte de « la fièvre de lait ? », de cette fameuse «fièvre de lait» regardée même comme indispensable par toutes nos sages-femmes ?

Quelle est aussi la fréquence de l'endométrite chronique dans ses formes hémorrhagique, catarrhale, purulente, avec salpingite à échéance plus ou moins éloignée ?

Je n'ose en dresser le bilan exact, car les chiffres (en

ce qui concerne, au moins, ma pratique personnelle) en sont véritablement effrayants !

On m'objectera peut-être que nos villageoises se lèvent trop tôt après leurs couches, ne laissant pas à l'utérus le temps de faire sa régression physiologique.

C'est vrai ; j'en conviens. Il y a dans cette absence du repos indispensable à un organe surdistendu, surmené par la gestation, une cause prédisposante efficace à l'endométrite, une porte ouverte à l'infection secondaire. Mais, à qui incombe la responsabilité de cet état de choses ? A qui revient le devoir de faire aux nouvelles accouchées les recommandations nécessaires, au lieu de leur fixer, comme limite maximum de repos, les « neuf jours » règlementaires !

Et ces infections aiguës ou suraiguës, ces « *fièvres typhoïdes* » qui emportent nombre de nouvelles accouchées, d'où viennent-elles ? Tout le monde le sait : les pouvoirs publics ne doivent pas l'ignorer non plus ; ou, du moins, s'ils ne font rien pour remédier à un état de choses aussi lamentable, la faute n'en est certes pas au corps médical.

L'Académie de médecine a fait introduire les paquets antiseptiques dans la pratique des sages-femmes. S'en servent-elles ? Je voudrais le savoir ; et, si elles en font usage, comment les emploient-elles ? C'est ce qu'une enquête bien menée pourrait peut-être nous apprendre.

Il ne suffit pas, je crois, de se servir de sublimé quand on oublie de se laver préalablement les mains et de se nettoyer les ongles, quand on fait la toilette vulvaire avec des tabliers de cuisine ramassés dans un coin ou des éponges sales ! J'ai été témoin de faits de ce genre et tout me porte à croire qu'ils ne doivent pas être rares ! — Enfin, le mal est fait, on vous appelle auprès d'une femme en couches qui a des frissons, une température élevée, des lochies fétides. Votre opinion est immédiatement faite; il y a *infection*. Devrez-vous vous contenter de prescrire sulfate de quinine et injections antiseptiques ? En pareil cas, pour peu que l'infection revête une certaine gravité (gravité que vous ne pouvez toujours prévoir), vous serez bientôt désarmés, les accidents suivront une marche fatalement progressive et vous ne tarderez pas à vous apercevoir qu'une telle thérapeutique est absolument insuffisante.

Les injections intra-utérines suffiront-elles ? Pas davantage. Ce qu'il faut *immédiatement* faire, c'est le curettage qui, prudemment et antiseptiquement appliqué, a une action curative efficace, indéniable. Seul, en effet, il permet de débarrasser la cavité utérine des produits septiques qui l'encombrent (caillots sanguins en voie de putréfaction, lambeaux sphacélés de muqueuse, etc., etc.).

Nombreux sont les cas de ma pratique où j'ai pu, par une intervention de ce genre, enrayer la marche d'accidents septicémiques. Appelé à temps, dès le début de l'infection, j'ai toujours vu la fétidité lochiale cesser immédiatement après le nettoyage à la curette, l'aspersion et le pansement antiseptique de l'utérus.

Que si, par malheur, j'étais seulement appelé après trois où quatre jours d'infection grave, je suivrais encore cette pratique. L'observation suivante n'est pas faite pour me faire changer d'avis à cet égard.

Mme X..., 24 ans, primipare, accouchement le 22 mars 1893, très facile. Appelé au milieu de la nuit, j'arrive peu après l'expulsion d'un enfant vivant et à terme : la délivrance a déjà été faite par la sage-femme.

Je prescris les injections antiseptiques et les lavages vulvaires, et j'insiste minutieusement sur les précautions à prendre. Que s'est-il passé? Je l'ignore. Tout ce que je puis dire c'est que le 28 mars (six jours après l'accouchement, trois jours après le début de la fièvre), je suis appelé en toute hâte pour constater l'évolution d'une septicémie puerpérale à marche aigüe sur les caractères de laquelle je me dispenserai d'insister. Qu'il me suffise de rappeler qu'à ma première visite (9 heures du matin) le thermomètre approchait de 40° et atteignait 41° à 3 heures de l'après-midi ; sueurs profuses, état adynamique, vomissements ininterrompus, céphalalgie violente, albuminurie, épistaxis répétées et abondantes, lochies d'une fétidité telle que la sage-femme, la veille de ma visite, n'avait pu retenir ni ses hoquets ni ses vomissements.

Devant un tableau aussi complet d'infection puerpérale, je me mets en demeure de faire immédiatement le nettoyage antiseptique de l'utérus. Le temps de rentrer chez moi, d'aseptiser mes instruments, et je me livre immédiatement à l'opération suivante :

1° Irrigation vagino-vulvaire avec la solution chaude de sublimé à 1 pour 2000.

2° La malade placée en travers du lit, dans la position obstétricale, je découvre facilement le segment inférieur de l'utérus avec deux valves de Sims placées en haut et en bas, et maintenues par les deux aides qui écartent les cuisses et soutiennent les membres inférieurs fléchis. Point n'est besoin de pince de Museux pour abaisser le col dont l'orifice inférieur largement ouvert donne issue à une quantité considérable de détritus putrides.

3º Ceci fait, et. pendant que les aides font couler un filet de la solution antiseptique par l'irrigation continue sur le champ opératoire, j'introduis la curette mousse de Récamier dans la cavité dont je fais le nettoyage minutieux. Un nouveau lavage entraîne les derniers débris.

Il ne faut, pour bien pratiquer cette petite opération, aucune pression des bords de la curette sur les parois antérieure, postérieure et latérales de l'utérus. Il faut, comme le dit Charrier (1), « manœuvrer avec une extrême douceur, caresser, pour ainsi dire, les parois, en ayant soin, avec les doigts de la main qui ne tient pas la curette, de soutenir la paroi sur laquelle passe l'instrument, tandis qu'un aide maintient sa main largement appliquée sur le globe utérin. »

Ces préceptes sont faciles à suivre : mais, il faut se rappeler que le curettage appliqué au traitement de l'infection puerpérale diffère totalement de celui de la métrite chronique. Pendant la période puerpérale, en effet, nous avons affaire à un utérus mou, spongieux, facile à perforer. Les curettes tranchantes de Sims ou autres ne sauraient donc ici trouver leur place.

La curette mousse de Récamier est ainsi passée plusieurs fois à la même place, jusqu'à ce qu'elle ne ramène

______

(1) Du curettage précoce dans l'infection puerpérale, — Arch. gén. d méd. 1891.

plus rien. Au cas particulier, j'ai dû manœuvrer assez longtemps dans la cavité utérine à cause de la grande quantité de produits sphacélés qu'elle contenait.

4o Je procédai ensuite au lavage de celle-ci avec l'injecteur de Doléris. Cet instrument, très commode parce qu'il permet de maintenir béante l'ouverture du col par l'écartement de ses deux branches, aurait pu, au cas ou il m'eût fait défaut, être parfaitement remplacé par une sonde ordinaire en gomme ou en caoutchouc rouge.

5o Le pansement, très simple, a consisté dans l'introduction, à l'aide d'une pince à longues branches (pince spéciale pour l'utérus), de lanières de gaze iodoformée.

Au cas particulier j'ai dû en introduire plusieurs, de façon à faire un véritable tamponnement intra-utérin. Cette pratique a été déterminée par une hémorrhagie assez abondante, véritable « *épistaxis utérine* » qui venait de se produire sous mes yeux et sur laquelle j'aurai tout à l'heure l'occasion de revenir.

Enfin, un tampon de coton hydrophile placé entre les deux cuisses et maintenu par un bandage en T, recouvre une lanière de gaz iodoformée appliquée contre la vulve. Le lendemain, 29 mars, la fétidité lochiale a totalement disparu, la température vespérale est aux environs de 39o. Cette persistance de la fièvre et d'un état général mauvais (état typhoïde toujours très accentué) me détermine à retirer le pansement et à faire un nouveau nettoyage antiseptique à la curette. Les détritus (cette fois inodores) ramenés de la cavité utérine, sont beaucoup moins nombreux, mais les mêmes phénomènes d'épistaxis se reproduisent.

Comme traitement interne j'avais prescrit le sulfate de quinine à la dose de 0 gr. 80 centigrammes à 1 gramme ; le Champagne glacé, le lait et le bouillon froids. Les irrigations intra-utérines avec l'injecteur dilatateur de Dolésis sont continuées deux fois par jour jusqu'au 31 mars, époque à laquelle nous constatons, avec mon excellent maître et ami le Dr Remy, appelé de Nancy en consultation, une tuméfaction inflammatoire profondément et symétriquement placée dans les fosses iliaques.

Un lavage intra-utérin est renouvelé en présence de mon éminent confrère et, d'accord avec lui, l'infection étant manifestement arrêtée dans sa marche extensive, nous remplaçons le sublimé par l'acide phénique en solution à 2 p. 0/0. Le 4 avril on supprime les irrigations utérines pour se contenter de simples lavages vaginaux et d'une toilette vulvaire minutieuse. A l'intérieur, la malade prend extrait de quinquina, Champagne et lait. L'albuminurie ne tarde pas à disparaître, l'appétit renaît un peu, l'induration de la fosse iliaque gauche disparaît totalement au bout de quinze jours environ et tout permet d'espérer sinon la résorption aussi rapide, tout au moins le défaut de suppuration de celle qui occupe la fosse iliaque droite.

Les choses restent en l'état pendant trois semaines environ ; le thermomètre atteint, il est vrai, toujours 38° le soir, mais la malade se trouve bien, les nuits sont assez bonnes, l'appétit faible mais assez régulier. Du côté de la fosse iliaque droite, je constatai cependant, malgré cette accalmie apparente, une augmentation appréciable dans le volume de la tuméfaction qui gagnait en hauteur, se prolongeant en arrière derrière l'épine iliaque antéro-supérieure. Un examen minutieux de la région périnéphrétique ne me fait découvrir en ce point aucune tuméfaction dans la profondeur ; la peau à cet endroit est simplement œdémateuse, comme si elle était décollée. D'ailleurs aucune sensation douloureuse spéciale n'est éveillée par le palper rénal. Mes investigations dirigées à plusieurs reprises de ce côté ne m'avaient jamais fait découvrir autre chose quand, un beau matin, je suis mandé en toute hâte près de ma malade qui venait, me dit son mari, de passer une nuit épouvantable : vomissents bilieux incessants, fièvre élevée (39°), coliques violentes. Je pense à une poussée inflammatoire nouvelle du côté de la collection iliaque, avec réaction péritonéale. Je cherche de nouveau et très attentivement si aucun point de la tumeur n'est en voie de ramollissement : le toucher vaginal et le toucher rectal m'apprennent qu'il n'existe aucun prolongement ni aucune saillie vers la cavité de ces organes. Du côté de l'hypogastre, exactement au milieu et un peu au-dessus de l'arcade crurale, je trouve un point manifestement fluctuant sans œdème de la peau et sans adhérences de la paroi abdominale à l'induration sous-jacente qui semble encore très éloignée d'elle.

Sur les conseils du Dr Remy, mis par moi au courant de la situation, je décidai donc la famille à l'expectation.

Il était, en effet, logique, dès lors, que nos espérances de résolution de cette tumeur abdominale inflammatoire, semblaient désormais déçues, d'attendre pour l'inciser que des adhérences protectrices aient eu le temps de bien s'organiser, devant ainsi rendre l'intervention chirurgicale plus facile et moins dangereuse,

Cette période d'expectation armée durait depuis quinze jours environ, entrecoupée d'accidents d'intensité variable, quand un beau matin, après une nuit plus fébrile et plus tourmentée que les précédentes, je constatai l'existence d'une vaste collection périnéphrétique. Le lendemain 4 juin, assisté de mon maître et du D' Moinel, médecin militaire à Bruyères, je pratiquai l'opération suivante :

1º Incision de la collection hypogastrique suivant une ligne parallèle au pli de l'aine et située à un centimètre environ au-dessus de celui-ci. Cette incision ne diffère comme situation, comme étendue, comme épaisseur des plans musculo-aponévrotiques à traverser, absolument en rien de celle que les classiques décrivent pour la ligature de l'iliaque externe.

Le péritoine décollé le long du bord supérieur de la plaie et l'index gauche retiré du fond de celle-ci, un flot de liquide séro-sanguinolent s'écoule au dehors.

Cette cavité profonde, au travers de laquelle le doigt atteint facilement le contour du détroit supérieur, est immédiatement bourrée de gaze iodoformée, la malade mise sur le côté, et la collection purulente lombaire incisée, largement drainée et irriguée.

Un pansement antiseptique et compressif recouvre le tout et la malade est reportée dans son lit. Les suites opératoires furent des plus simples, et aujourd'hui cette femme, victime manquée de l'affection puerpérale, a recouvré son excellent état de santé antérieur.

Je ne saurais terminer cette observation clinique si intéressante, sans insister sur un point qui me paraît offrir, en l'espèce, une importance pathogénique considérable.

Comment expliquer la coïncidence de cette collection séro-sanguine sous-péritonéale avec l'abcès périnéphrétique?

L'anatomie nous apprend que la graisse péri-rénale est en rapport au bas avec le tissu cellulo-adipeux sous-péritonéal et se trouve ainsi en continuité avec le tissu cellulaire de la fosse iliaque et celui du petit bassin, jusqu'au ligament large chez la femme, jusqu'à la vessie et jusqu'au rectum chez l'homme. De cette donnée fondamentale il est donc facile de conclure qu'un phlegmon du ligament large, une collection purulente de la trompe ou de l'ovaire, peut facilement donner secondairement lieu à uu phlegmon périnéphrétique. Mais, dans notre cas, l'incision hypogastrique nous a conduit, après décollement du péritoine, dans un foyer séro sanguin ne paraissant, au moins à la vue, nullement purulent. Et cependant il doit exister, selon toute évidence, un rapport de cause à effet entre ces deux collections d'aspect si disparate. Je donnerai, en ce qui me concerne, l'explication pathogénique suivante :

La collection sous péritonéale peut-être le résultat d'une exsudation sanguine formée et collectée autour de fausses membranes, résultant d'une péritonite limitée septique, développée elle-même dans les premiers jours de l'infection autour des annexes de l'utérus ; —l'infection se serait alors propagée par voie lymphatique ascendante au tissu cellulaire péri-néphrétique.

Ne pourrait-on aussi, et plus vraisemblablement, peut-être, se ranger à l'hypothèse suivante :

Pendant la période d'infection aiguë, il s'est fait un écoulement sanguin, une épistaxis par l'orifice péritonéal de la trompe, comme celles qui ce sont produites sous mes yeux dans l'intervalle des lavages intra-utérins.

Ces hémorrhagies « néo-capillaires » reconnaissant, comme Verneuil l'a établi, l'infection pour origine, ont donné lieu à la formation dans la cavité péritonéale, au voisinage de l'orifice tubaire, d'un foyer circonscrit, enkysté, isolé de la grande séreuse par des adhérence protectrices.

Ce foyer sanguin, véhicule et réceptacle lui-même des microbes partis de la surface utérine a, par la voie lymphatique, infecté l'atmosphère péri-rénale.

Il n'est pas difficile, je crois, de s'expliquer pourquoi cette hématocèle sous-péritonéale n'a pas subi la transformation purulente complète. Le mécanisme qui a présidé à ce phénomène est d'application journalière en clinique et il n'est point de région où il ne s'observe. Un foyer infecté, une piqûre septique d'un doigt, par exemple, ne détermine-t-elle pas un adéno-phlegmon de l'asselle sans qu'il s'en soit développé un à l'endroit traumatisé ? Les microbes déposés dans le foyer traumatique ont été charriés par le courant lymphatique et ont déterminé une localisation secondaire à distance.

L'aseptisation continuelle du foyer primitif, la cavité utérine, a évidemment contribué pour une large part à l'absence d'infection péritonéale.

Ce phlegmon péri-néphrétique, véritable adéno-phlegmon lombaire, ne trahit pour moi que la localisation secondaire, la dernière étape d'une infection grave à point de départ utérin.

L'antisepsie du foyer primitif a rapidement éteint l'incendie au voisinage de celui-ci, mais l'infeciion lymphatique, déjà existante avant l'intervention heureuse du curettage, a continué son œuvre dans l'atmosphère périrénale inaccessible, elle, à nos moyens d'action.

Telle est, à mon sens, l'explication de ces phénomènes. La conclusion qui en découle n'apparaît-elle pas évidente? Elle est inscrite en tête de cette modeste étude : l'utilité, l'absolue nécessité du curettage précoce dans l'infection puerpérale.

Comme moyens prophylactiques contre cette terrible maladie, malheureusement si fréquente encore dans nos campagnes, j'émettrai quelques vœux seulement :

1º La pratique des sages-femmes devrait être soumise au contrôle médical;

2º Un stage annuel de quinze jours à la Maternité de leur chef-lieu devrait leur être imposé à toutes, comme cela a lieu en Allemagne;

3º A défaut d'une règlementation plus sévère de leur important service, ne pourrait-on, au moins, leur imposer l'obligation de se servir du thermomètre et de faire prévenir le médecin dès que la température atteindrait 38º ?

Je verrais, dans la mise à exécution de cette mesure si simple, un immense service rendu à l'humanité et la suppression d'une des grandes causes de la dépopulation dans nos campagnes.

Dʳ MARLAGER.